PUBLICATIONS DU *PROGRÈS MÉDICAL*

DE

L'ENTORSE DU COUDE

PAR

ABDUCTION FORCÉE

Avec arrachement du ligament latéral interne

PAR

Le Dr Paul POIRIER

Agrégé, chef des travaux anatomiques.

PARIS

AUX BUREAUX DU
PROGRÈS MÉDICAL
14, rue des Carmes, 14.

A. DELAHAYE & E. LECROSNIER
ÉDITEURS
Place de l'École de Médecine.

1888

PUBLICATIONS DU *PROGRÈS MÉDICAL*

DE

L'ENTORSE DU COUDE

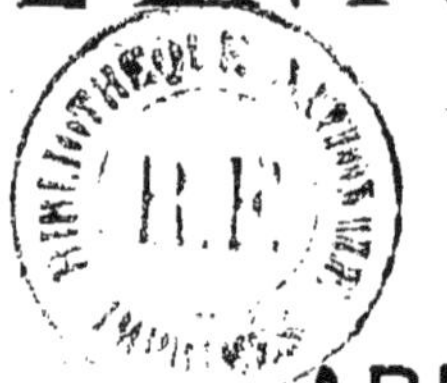

PAR

ABDUCTION FORCÉE

Avec arrachement du ligament latéral interne

PAR

Le Dr Paul POIRIER

Agrégé, chef des travaux anatomiques.

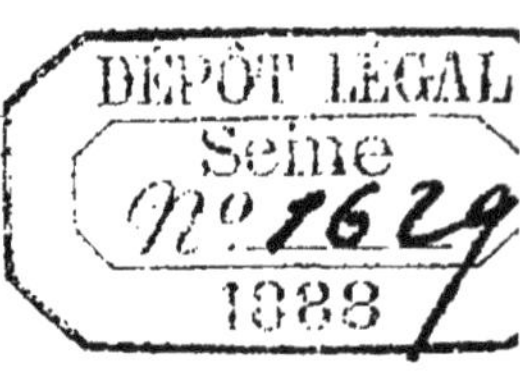

PARIS

AUX BUREAUX DU
PROGRÈS MÉDICAL
14, rue des Carmes, 14.

A. DELAHAYE & E. LECROSNIER
ÉDITEURS
Place de l'Ecole de Médecine.

1888

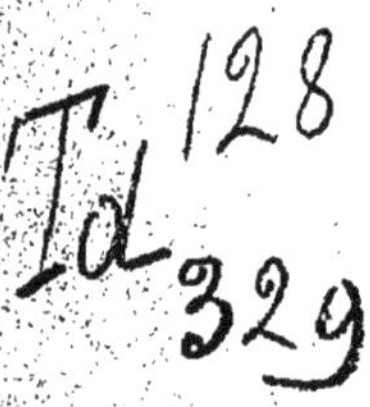

DE L'ENTORSE DU COUDE

PAR

ABDUCTION FORCÉE

Avec arrachement du ligament latéral interne

J'ai appris de mon maître, le professeur L. Le Fort, à soupçonner, à rechercher et à reconnaître l'entorse interne du coude avec ses lésions ordinaires : distension, déchirure ou arrachement du ligament latéral interne. Le bras étant solidement immobilisé par une main qui embrasse sa moitié postérieure, l'autre main s'efforce d'imprimer à l'avant-bras un mouvement graduel d'abduction, et l'on voit, si le ligament a été arraché ou rompu par le traumatisme, diminuer l'ouverture de l'angle très obtus et ouvert en dehors que forme normalement l'axe du bras avec celui de l'avant-bras.

Ayant plus tard eu l'occasion d'étudier l'appareil ligamenteux interne du coude, j'ai constaté qu'il y avait lieu de distinguer, dans l'éventail fibreux qui va de l'é-

*

pitrochlée au pourtour interne de la grande cavité sigmoïde, trois portions nettement distinctes par leurs insertions et leurs fonctions. J'ai pensé alors que ces trois faisceaux ligamenteux ne pouvaient pas être intéressés semblablement dans les traumatismes de la région, et, après avoir cherché en vain si des distinctions de ce genre avaient été déjà reconnues par ceux qui avaient expérimenté avant moi, j'ai tenté, dans ce but, quelques expériences en forçant l'abduction.

L'entorse du coude n'est pas absolument rare et je crois que les observations en seraient plus fréquentes (on n'en trouve guère ou pas) si elle n'était d'ordinaire confondue avec la contusion articulaire; elle a cependant une physionomie spéciale et un signe pathognomonique qui ne permet pas la confusion. J'en ai vu deux beaux exemples pendant mon internat chez M. L. Le Fort (Beaujon, 1878) ; je n'ai pu recueillir l'observation du premier qui, reconnu et pansé à la consultation, ne revint pas ; l'observation du deuxième, traité salle Saint-Félix, recueillie par moi, a servi de base à la thèse du Dr Gilbert (De l'entorse du coude par rupture du ligament latéral interne, Paris, 1881).

Nos classiques et les Dictionnaires n'accordent à l'entorse du coude qu'une courte mention. A part la thèse de Gilbert, qui se borne à exposer le côté clinique de l'affection, je ne connais pas de travail sur le sujet. Huguier (th. de concours 1842) ne parle guère que de l'entorse par extension forcée. La plupart des auteurs étrangers la décrivent en quelques lignes ou la passent sous silence ; j'ai trouvé, dans le Traité de Billroth et Lucke, une description clinique assez complète des différentes entorses du coude ; mais l'anatomie pathologique y est traitée par méthode inductive. Boinet, Denucé et ceux qui, depuis, ont expérimenté sur les lésions diverses produites par les traumatismes du coude, avaient surtout en vue les fractures et les luxations de la jointure ;

aussi ne se sont-ils guère arrêtés à considérer les premiers effets du traumatisme; pas un, à ma connaissance du moins, n'a distingué dans les arrachements si souvent reproduits du ligament latéral interne (?) l'arrachement partiel de tel ou tel faisceau.

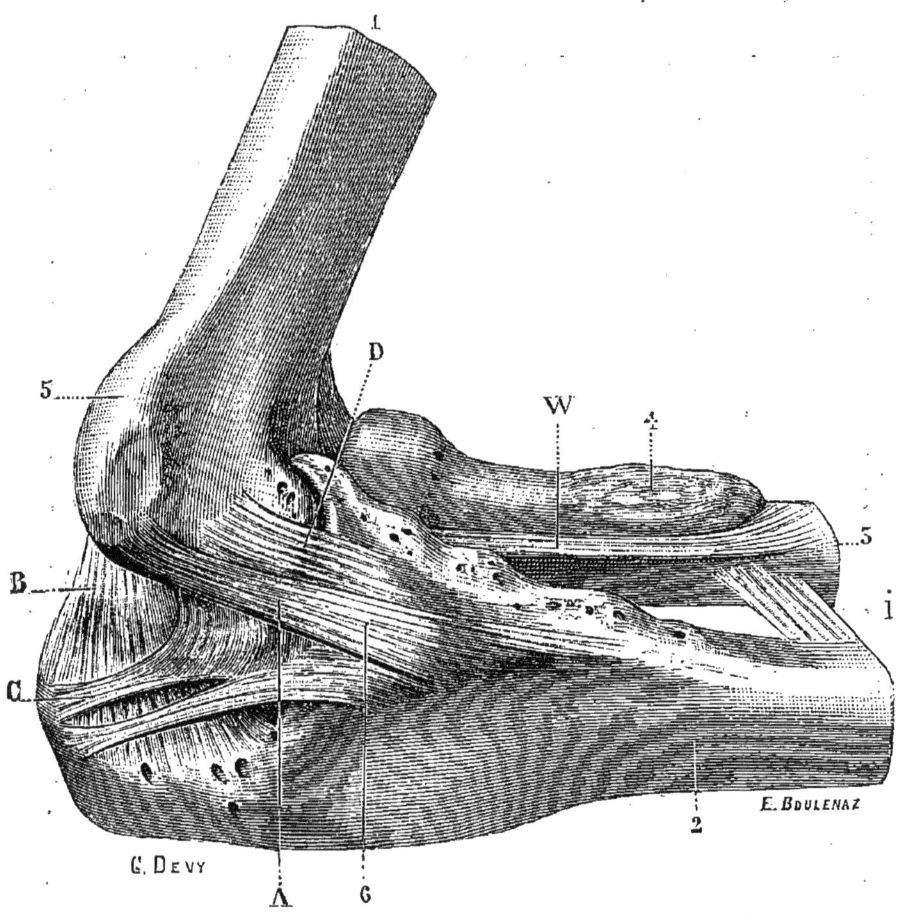

Fig. 1. — Appareil ligamenteux interne de l'articulation du coude. — A. Ligament latéral interne. — B. Faisceau postérieur (lig. de Bardinet). — C. Ligament de Cooper. — D. Faisceau antérieur. — W. Ligament de Weitbrecht. — I. Ligament intérosseux ; 1. Humérus ; 2. Cubitus ; 3. Radius , 4. Tubérosité bicipitale du radius ; 5. Epitrochlée ; 6. Tubercule du ligament latéral interne.

Appareil ligamenteux interne de l'articulation du coude. (La planche ci-jointe, qui le représente dans son type ordinaire, a été dessinée d'après un très grand nombre de préparations). Sur toute la face interne de l'articulation du coude la capsule articulaire présente un renforcement continu, en forme d'éventail fibreux, allant de l'épitrochlée au pourtour de la grande cavité sigmoïde ; dans cet appareil ligamenteux on peut nettement séparer trois faisceaux, d'insertions et de fonctions distinctes.

Le *faisceau antérieur* (D) est le plus faible ; quelques fibres allant de la partie antérieure et interne de l'épitrochlée à la moitié antérieure et interne du rebord coronoïdien le composent ; il se tend fortement dans l'extension du membre. Sa faiblesse est en rapport avec la force très réelle du ligament antérieur de l'articulation du coude, qui est beaucoup plus épais et plus fort qu'on ne le dit généralement ; d'aucuns vont jusqu'à le nier (voyez Diction. des Sciences méd., art. Coude) ; cependant le Λ rugueux, que laisse l'insertion de ce ligament au pourtour de la cavité coronoïdienne de l'humérus témoigne suffisamment de sa force et de son épaisseur.

Le *faisceau moyen* (A), moins large, plus long et surtout beaucoup plus fort, est un cordon fibreux, épais, aplati d'avant en arrière et dont on ne voit que le bord ; sa largeur est de 5 à 7 millimètres ; pour bien juger de sa forme et de sa résistance, il faut le charger sur une sonde cannelée. Il s'insère en haut sur le bord inférieur de l'épitrochlée ; de là, ses fibres descendent vers le tubercule de l'apophyse coronoïde (ce tubercule (6), situé sur le prolongement du bord interne du cubitus est très saillant ; de forme pyramidale, il peut être senti sur le vivant ; je ne lui connais pas de nom ; celui de tubercule du ligament latéral interne lui conviendrait bien) ; la plupart des fibres du faisceau moyen s'insèrent sur ce tubercule ; quelques-unes, les plus superficielles, s'avancent un peu plus loin sur le bord interne de l'os. Ce faisceau moyen a pour fonction principale, je dirais volontiers unique, de limiter les mouvements de latéralité en dehors, c'est-à-dire d'abduction. A l'état normal, ces mouvements, — qui sont possibles dans toutes les positions de l'article, y compris l'extension, — permettent à l'avant-bras de reporter son axe à 2 centimètres en dehors. — Les insertions et le rôle du faisceau moyen le désignent comme le véritable ligament latéral interne de l'articulation du coude.

Le *faisceau postérieur* (1) (B, *fig.* 1) a la forme d'un plan fibreux quadrilatère ; inséré d'une part à la partie postérieure et interne de la base de l'épitrochlée, il va se fixer d'autre part à la partie olécranienne du rebord sigmoïdien. Le faisceau postérieur se tend très fortement lors de la flexion de l'avant-bras sur le bras ; il est fort résistant et contribue manifestement à limiter le mouvement de flexion ; il est aidé dans cette fonction par un faisceau homologue (huméro-olécranien) de l'appareil ligamenteux externe de l'articulation. (J'ajoute en passant que ce dernier faisceau, *huméro-olécranien externe*, est oublié dans la plupart des anatomies du coude ; le professeur Sappey en a cependant donné une description à laquelle on ne peut rien ajouter ; il est notablement plus faible que l'huméro-olécranien interne et ne se voit bien que lorsqu'on l'étudie par sa face interne après avoir ouvert l'articulation.) — Le faisceau postérieur est quelquefois appelé ligament de Bardinet, depuis que le professeur de Limoges a appelé l'attention sur le rôle qu'il joue dans les fractures de l'olécrâne pour empêcher l'écartement des fragments.

Ligament de Cooper. — L'appareil ligamenteux interne du coude est complété par une mince lame, composée de fibres arciformes (ligament de Cooper, C), qui vont de l'olécrâne à la coronoïde et au faisceau moyen ;

---

(1) Ligament postéro-interne de Sappey ; — huméro-olécrânien ; — ligament de Bardinet.

en passant transversalement au-dessus du sillon creusé entre les facettes olécranienne et coronoïdienne, ces fibres arciformes laissent, entre elles et le fond du sillon, un orifice ovalaire par lequel entre et sort, suivant qu'il est appelé ou chassé par les mouvements de l'articulation, un peloton adipeux très mobile. — On comprend que le ligament de Cooper, ainsi disposé, contribue à empêcher l'écartement dans les fractures de l'olécrâne.

La division de l'appareil ligamenteux interne du coude en trois faisceaux, d'insertions et de fonctions distinctes, a été bien faite par Morris (Anat. of joints of the man) et peut être par d'autres. L'auteur anglais fait remarquer, avec raison, que le faisceau antérieur se tend dans l'extension, le postérieur dans la flexion, et que le moyen est également tendu (tight in every position) dans ces deux mouvements. J'ai souvent contrôlé cette distribution des rôles physiologiques des trois faisceaux, et il m'a paru qu'elle laissait à désirer en ce qui concerne le faisceau moyen. En effet, quelque position que l'on donne à l'article, depuis la flexion extrême jusqu'à l'extrême extension, le faisceau moyen n'est jamais tendu : dans l'extension extrême, il peut paraître tendu, mais il est simplement allongé, sans rigidité. Il est facile de s'en assurer en le saisissant avec une pince qui le déplace facilement; dans la flexion extrême, il est si peu tendu qu'il se ride en forme de Z ; mais si, dans quelque position que soit l'article, on vient à essayer un mouvement de latéralité en dehors, le faisceau moyen se tend immédiatement pour limiter ce mouvement, et sa tension n'est plus alors douteuse ; elle devient très facilement visible par les reflets nacrés des fibres distendues. — *Anatomiquement et physiologiquement, le faisceau moyen* (A, *fig.* 1) *est bien le véritable ligament latéral interne de l'articulation du coude.*

Expériences sur l'entorse par abduction. — S'il en est ainsi, le premier effet d'un mouvement forcé d'abduction doit être de distendre, puis d'arracher ou de rompre le ligament latéral interne ainsi déterminé. Pour vérifier ce résultat, que permettaient de prévoir les données de l'anatomie et de la physiologie, j'ai fait un assez grand nombre d'expériences. Avec l'aide de M. Jacob, externe des hôpitaux, j'ai exagéré vingt fois le mouvement d'abduction, et vingt fois j'ai vérifié la distension ou l'arrachement du ligament latéral interne. Il me paraît inutile de donner ici les détails de ces expériences, dont les résultats ont été constamment ceux que je viens de dire : je dirai seulement comment nous procédions et les résultats obtenus.

Le bras étant solidement fixé sur une table, l'un de nous forçait progressivement ou brusquement le mouvement d'abduction ; dès qu'un léger craquement se faisait entendre, nous arrêtions l'expérience pour constater les lésions produites. Sur 20 expériences réalisées dans ces conditions, nous avons trouvé 19 fois le faisceau moyen arraché à l'une de ses insertions, tandis que les faisceaux antérieur et postérieur étaient demeurés parfaitement intacts. Lorsque la violence avait été grande, la lèvre interne de la trochlée venait faire saillie dans la boutonnière produite par l'arrachement du ligament latéral interne, et là elle apparaissait cravatée par le faisceau moyen et le faisceau postérieur restés à leur place. — Une seule fois le ligament fut trouvé rompu.

Le plus souvent le ligament latéral interne est arraché au niveau de son insertion épitrochléenne ; l'insertion au tubercule coronoïdien cède plus rarement. On peut du reste prévoir, à peu près à coup sûr, le lieu précis où se fera l'arrachement, suivant la distribution de la force et de la résistance. Lorsque, le bras étant immobilisé, on agit sur l'avant-bras, le ligament est arraché à son insertion épitrochléenne ; si, au contraire, on agit par le bras après avoir immobilisé l'avant-bras, c'est l'insertion coronoïdienne qui cède. Ces résultats m'ont paru constants.

Ces conditions peuvent être certainement réalisées dans les divers traumatismes. Tantôt l'avant-bras est entraîné en dehors pendant que le bras est immobilisé au contact du tronc ; ou bien le contraire a lieu lorsque par exemple, dans une chute, l'avant-bras rencontre le sol le premier. Dans l'observation de la Thèse de Gilbert (1881) j'avais noté l'existence d'un point douloureux au niveau du tubercule coronoïdien, et, en me relisant, je constate que les conditions du traumatisme imposaient, pour ainsi dire, ce siège à la lésion, tant les résultats de nos expériences se sont montrés constants.

Je remarque, après M. le professeur L. Le Fort, que la thérapeutique de l'entorse interne du coude varie avec la nature de la lésion. L'entorse avec distension simple du ligament guérit par une ou deux séances de massage. La rupture ou l'arrachement du ligament latéral interne constitue une lésion tout autre, que M. Le Fort sépare nettement de l'entorse. Elle doit être traitée comme une fracture, par l'immobilisation prolongée dans un appareil inamovible ; et il faut plus de temps pour guérir l'arrachement que pour guérir une fracture.

Conclusions. — Il y a lieu de distinguer dans l'appareil ligamenteux du coude trois faisceaux : un antérieur, très faible, qui se tend pendant l'extension ; un postérieur, plus large et plus fort qui se tend pendant la flexion ; enfin, un moyen, très fort, qui a pour unique fonction de limiter le mouvement de latéralité en dehors (abduction) et qui doit être considéré comme le véritable ligament latéral interne de l'articulation.

Le premier effet d'une abduction forcée est la distension puis l'arrachement de ce ligament.

Le ligament latéral interne est arraché à son insertion épitrochléenne, lorsque la violence agit sur l'avant-bras, le bras étant fixé ; — il est arraché à son insertion coronoïdienne, quand la violence agit par le bras sur un avant-bras fixé.

Le mouvement de latéralité en dehors prend alors une étendue anormale et le point maximum de la douleur a son siège précis à l'insertion arrachée du ligament.

PARIS. — IMP. V. GOUPY ET JOURDAN, RUE DE RENNES, 71

www.ingramcontent.com/pod-product-compliance
Ingram Content Group UK Ltd.
Pitfield, Milton Keynes, MK11 3LW, UK
UKHW021041200726
13857UKWH00005B/1862

9 782012 882157